ÉTUDE CLINIQUE

DE

QUELQUES MÉDICAMENTS USUELS

PAR

LE DOCTEUR HIRTZ

PROFESSEUR AGRÉGÉ A LA FACULTÉ DE MÉDECINE DE STRASBOURG.

STRASBOURG,

IMPRIMERIE DE G. SILBERMANN, PLACE SAINT-THOMAS, 5.

1861.

QUELQUES MÉDICAMENTS USUELS.

La thérapeutique depuis des siècles s'avance, ballotée entre deux écueils contre lesquels elle se heurte alternativement : la foi aveugle et le doute systématique. Ces deux tendances se produisent réciproquement l'une par l'autre comme l'action engendre la réaction. C'est ainsi que tantôt la médecine pratique s'élance témérairement sans gouvernail et sans boussole, c'est-à-dire sans réflexion et sans expérimentation , pour être ramenée par la réaction du doute bien en deçà du point de départ. De là tant de retard dans cette branche de la médecine qui devrait être, et que le public croit être la première , puisque tant est que la médecine s'intitule orgueilleusement *l'art de guérir.*

D'où vient le doute rebelle des uns, la foi obstinée des autres? Nous n'avons pas l'intention d'en étudier ni même d'en énumérer toutes les causes; nous nous bornerons à faire ressortir l'une d'elles : la variabilité, l'infidélité des résultats comme suite de la mauvaise préparation des médicaments. Nous ne rappellerons pas les fameuses affirmations contradictoires de Brown et de Sydenham sur l'opium ; ni les discussions récentes sur les propriétés du laurier-cerise ou du colchique, où d'honorables et savants contradicteurs ont été induits en erreur par des préparations mal faites. Nous nous bornerons à donner le résultat de l'étude clinique de quelques médicaments très-usuels, dont l'action diversement interprétée, tient principalement à la diversité du produit pharmaceutique.

Il ne s'agit pas ici de critiquer des préparations précisément mal faites, mais de faire ressortir la différence d'activité du médicament suivant la partie de la plante dont il est extrait. Ce ne seront pas absolument des choses nouvelles que nous offrirons au lecteur, mais des choses étudiées à nouveau au lit du malade.

Ces études portent sur quelques plantes narcotiques usuelles telles que l'aconit, la jusquiame, la belladone, le datura, la digitale et la ciguë. Nous les ferons précéder de quelques considérations pharmaceutiques que nous devons au savant chef de la pharmacie de l'hôpital, M. HEPP.

Le but général que l'on se propose dans la préparation des extraits, c'est d'obtenir sous un petit volume les principes médicamenteux, sans leur faire éprouver aucun changement dans leur nature; et plus on se rapproche de ce résultat plus on est près de la perfection. Ce précepte ainsi formulé par M. SOUBEIRAN s'applique surtout aux extraits narcotiques, qui, très-souvent ne répondent pas au but principal qu'on cherche dans les extraits, de fournir les principes médicamenteux sous un petit volume. Ce but n'est pas atteint, d'abord parce que les parties de plantes employées suivant le codex à la préparation des extraits narcotiques ne sont pas celles qui renferment au plus haut degré les principes actifs, et en second lieu parce que ces principes s'y trouvent associés à des substances essentiellement altérables et altérantes, influant par leur contact soit immédiatement, soit pendant la durée de la conservation.

On se rapprochera par conséquent de la définition donnée, en recherchant dans la plante la partie la plus active, et dans laquelle les principes essentiellement médicamenteux seront le plus dégagés des matières albumineuses dont la présence est une cause constante d'altération.

C'est comme application de cette idée que nous avons expérimenté à la clinique les extraits suivants :

Celui d'aconit tiré de la racine, celui de belladone de la racine, l'extrait de ciguë de la semence, celui de digitale de la semence, l'extrait de jusquiame de la semence, celui de stramoine de la semence.

Le mode de préparation a été le même. La substance végétale, réduite en poudre a été traitée par déplacement avec de l'alcool à 65 degrés. Le liquide étant évaporé en consistance d'extrait mou, on le reprit par de l'alcool à 80 degrés.

Les solutions alcooliques sont évaporées dans le vide, ou bien au bain-marie, dont la température est réglée de manière à ne pas dépasser 60 degrés au liquide en évaporation.

Ces extraits actifs à un haut degré peuvent avantageusement remplacer les alcaloïdes de ces plantes, en ajoutant à la constance dans l'effet l'avantage d'un dosage plus facile.

Les doses auxquelles ces préparations ont été employées se résument par les chiffres suivants, pour vingt-quatre heures :

L'extrait de racine d'aconit à la dose de $0^{gr},01$ à $0^{gr},02$;
L'extrait de racine de belladone à la dose de $0^{gr},01$ à $0^{gr},05$;
L'extrait de semence de ciguë à la dose de $0^{gr},02$ à $0^{gr},05$;
L'extrait de semence de digitale à la dose de $0^{gr},01$ à $0^{gr},05$;
L'extrait de semence de jusquiame à la dose de $0^{gr},05$ à $0^{gr},10$;
L'extrait de semence de stramoine à la dose de $0^{gr},01$ à $0^{gr},05$;

Il est sans doute difficile d'établir un rapport entre la valeur de ces extraits et ceux habituellement en usage. Cependant, si on était pressé de formuler une opinion, on pourrait rapprocher les chiffres suivants :

L'extrait de racine d'aconit est à celui de feuilles comme 25 : 1 ;

Celui de la racine de belladone à celui de feuilles, comme 5 : 1 ;

Celui de le semence de ciguë à celui de feuilles ; comme 20 : 1 ;

Celui de la semence de digitale à celui de feuilles, comme 10 : 1 ;

Celui de semence de jusquiame à celui de feuilles, comme 10 : 1 ;

Celui de semence de stramoine à celui de feuilles, comme 5 : 1.

Ces chiffres ne sont pas justement les proportions des alcaloïdes de ces différentes préparations, car certains de ces extraits, comme celui de digitale fait de feuilles, ne laisse que fort peu de chance d'en isoler l'alcaloïde, trop souvent modifié par la préparation.

L'emploi de ces extraits fournirait au médecin qui saurait les manier avec habileté des remèdes certains à la place de préparations quelquefois de nulle valeur.

C'est ainsi que l'extrait d'aconit fait de feuilles est sans valeur thérapeutique ; celui d'herbe de digitale est ordinairement d'un rapport bien inférieur aux feuilles employées. L'extrait de feuilles de ciguë est d'une faible action, même avec une préparation très-soignée, la coniine n'existant qu'en assez faible quantité dans les parties vertes de la plante ; l'extrait de jusquiame des feuilles s'altère aisément, et il n'est pas rare de voir administrer un gramme d'un pareil extrait, sans accuser une action spéciale.

Il existe cependant dans le codex actuel des modes de préparation pour les extraits de semence de jusquiame, de semence de belladone et de semence de stramoine, mais avec un *modus faciendi* qui doit en atténuer singulièrement le mérite.

En effet, il fait d'abord préparer un extrait alcoolique avec de l'alcool à 56 degrés ; cet extrait est repris par de l'eau ; la solution filtrée est ramenée en consistance pilulaire. D'ailleurs leur valeur thérapeutique n'a été ni expérimentée ni constatée.

A. *Aconit.*

Il ressort des études pharmacologiques qui précèdent que l'aconit cultivé ne renferme presque point de principe actif, et que dans l'aconit sauvage le principe est presque tout entier concentré dans la racine, dont la poudre répand une âcreté presque insupportable à l'œil ; or, l'extrait du codex, celui par conséquent de toutes les pharmacies, est fourni par les feuilles. Voici maintenant ce que répond la clinique :

Nous avons administré dans les salles de l'hôpital à de nombreux malades, affectés de maladies bronchiques et pulmonaires, cet extrait depuis $0^{gr},50$ jusqu'à 1 gramme, le plus souvent sans aucun effet physiologique ; point d'action sur la pupille, point de vertiges, rien sur le pouls, aucune sensation sur la peau ; avec la dose d'un gramme, légère dilatation de la pupille avec points noires perçus. Quant à l'action thérapeutique, ce n'est qu'à la dose extrême que la toux a été influencée.

Tout autre a été l'effet de l'*extrait de racine*. La première fois nous en avons donné 5 centigrammes en pilules à un asthmatique emphysémateux, couché au n° 27 de la salle 25. Une demi-heure après, le malade fut pris de vertiges, de demi-cécité avec dilatation de la pupille, de pâleur extrême, de lipothymie avec pouls tremblotant ; au bout de trois heures ces symptômes sérieux se dissipèrent, mais le lendemain le pouls ne donnait encore que 55 pulsations et le malade éprouvait par tout le corps une vive démangeaison, sensible surtout à la figure, autour du nez avec contraction spasmodique de la peau et que le malade cherchait à vaincre en se frottant continuellement cette partie avec les doigts. Cette singulière sensation sur la peau et surtout sur la figure n'a manqué chez aucun des individus qui ont pris une certaine dose de l'extrait de racine. C'est comme un picotement électrique, surtout vers les ailes du nez, que les malades se pinçaient continuellement.

Averti par l'effet de cette première dose, nous nous sommes gardé dans les expériences subséquentes de pousser les choses aussi loin. M. HEPP nous confectionna des granules d'un centigramme d'extrait, que nous pûmes administrer au nombre de deux ou trois réparties sur les vingt-quatre heures. Les phénomènes qui furent alors observés *physiologiquement*, sont : la dilatation de la pupille avec points noirs perçus par le malade, le ralentissement du pouls, mais sans lipothymie, quelques vertiges et presque constamment le picotement particulier de la peau du visage. Dès le deuxième jour la diurèse devint plus abondante avec une urine très-pâle. Nous n'avons jamais observé de sécheresse à la gorge, ni délire ni hallucination, même en allant à forte dose.

Thérapeutiquement, les maladies auxquelles nous adressâmes l'aconit étaient des bronchites, aiguës et chroniques, des emphysèmes avec asthme, des toux nerveuses et des maladies organiques et dynamiques du cœur.

La bronchite, en tant qu'inflammatoire, parut peu modifiée, mais la toux fut certainement diminuée; les accès d'asthme ne parurent influencés ni dans leur fréquence ni dans leur intensité. La toux nerveuse, la toux sèche, la coqueluche particulièrement furent au contraire enrayées de la manière la plus avantageuse. Plusieurs fois la suspension prématurée du remède eut pour effet la reproduction de la toux, qui chaque fois céda à la reprise du traitement. La coqueluche surtout nous a fourni, tant en ville qu'à l'hôpital, des résultats vraiment satisfaisants et en tout cas supérieurs à ceux de la belladone. Nous avons réussi quelquefois, mieux qu'avec la digitale, à réprimer l'activité morbide du cœur.

L'aconitine, qui a été expérimentée comparativement, ne nous a pas paru présenter une physionomie thérapeutique facile à saisir. L'effet sur le pouls est assez marqué, la tendance à la lipothymie est plus fréquente; mais la sensation de picotement cutané n'a pas été notée; somme toute, autant qu'une expérimentation incomplète sous ce rapport, nous permet de conclure, l'aconitine ne paraît pas plus que la digitaline représenter l'action collective de la plante.

B. *Jusquiame.*

Si la force active de l'aconit réside incontestablement dans la racine., celle de la jusquiame se trouve d'une manière non moins certaine dans les semences; cela ressort non-seulement des travaux chimiques de M. HEPP, qui trouve l'hyoscyamine en quantité infiniment supérieure dans les semences, mais encore de nos essais cliniques.

De même que pour l'aconit, la pharmacie usuelle prescrit l'emploi des herbes de jusquiame pour les extraits. Or, cet extrait peut se donner aussi bien que celui de l'aconit à la dose de 50 et 75 centigrammes par jour. Les effets physiologiques observés alors sont bien ceux qu'indique la matière médicale : dilatation de la pupille, sécheresse à la gorge ; mais ces effets sont non-seulement peu prononcés mais assez inconstants, et il nous est arrivé de monter graduellement jusqu'à un gramme sans les observer.

Il n'en est pas de même de l'extrait des semences ; on peut dire ici que non-seulement les phénomènes sont plus prononcés, mais encore qu'ils sont plus constants.

Avec des granules d'un centigramme d'extrait des semences, répétés quatre à six fois par jour, vous obtenez, dès le premier jour, un sentiment très-prononcé de sécheresse à la gorge ; la pupille se dilate très-manifestement, avec cécité plus ou moins complète ; une légère anhélation avec pâleur se manifeste, souvent le cœur se ralentit si on approche d'un décigramme, et il y a tendance à la lipothymie avec pâleur et sueur froide et diurèse abondante le lendemain. Ces symptômes survivent généralement de vingt-quatre heures à l'administration du médicament.

L'action thérapeutique de l'extrait de semence de jusquiame s'est montrée efficace dans la toux des phthisiques et dans la toux nerveuse, plus efficace que l'aconit dans les accès d'asthme, peu influente sur les palpitations morbides du cœur, mais très-favorable dans les vomissements idiopathiques et symptomatiques, ainsi que dans les douleurs cardialgiques. L'usage prolongé semblait plus déprimant pour l'état général des forces que celui de l'aconit.

C. *Belladone.*

Si le principe actif de l'aconit réside dans la racine et celui de la jusquiame dans les semences, on peut dire que celui de la belladone occupe l'une et l'autre de ces parties ; on sait d'ailleurs que les baies de cette plante si violemment vénéneuse donnent lieu souvent à des accidents toxiques. Cependant il résulte des analyses de M. HEPP, comme de nos observations, que l'extrait ou la poudre provenant de la racine sont bien plus actifs que ceux obtenus des autres parties de la plante.

Au point de vue de la pharmaco-dynamique et de l'effet thérapeutique nos observations ne s'éloignent pas notablement des faits connus. Nous pouvons surtout établir que l'extrait provenant de la racine produit à la dose et 1 à 3 centigrammes des effets physiologiques marqués et particulièrement la dilatation de la pupille avec plus ou moins de cécité, mais surtout cette sensation de sécheresse du cou et de strangulation si incommode aux malades et qui ont persévéré souvent plusieurs jours après la cessation du remède.

A une dose un peu plus élevée (4 à 6 centigrammes), nous avons noté trois fois une forme particulière du délire, l'*hallucination* constituée par des visions étranges et des erreurs de sens diverses, le tout avec une apparence de calme parfait et sans aucune agitation ni des idées ni du pouls.

Chez ces trois individus on a noté cette éruption cutanée particulière ressemblant à la scarlatine, mais sans être suivie de desquamation ; chez plusieurs on a remarqué, après quelques jours de l'administration du remède, un flux abondant d'une urine claire, coïncidant avec le ralentissement du pouls et la réfrigération de la peau.

Quant aux effets thérapeutiques qui ont été obtenus, nous noterons les suivants : chez plusieurs individus asthmatiques par suite d'emphysème du poumon nous avons pu diminuer l'intensité des accès et éloigner considérablement les crises par l'usage prolongé de l'extrait de racine de belladone. Dans un cas d'épilepsie ancienne les accès furent considérablement éloignés, au point que nous eûmes un instant l'espoir d'une cure radicale que la suite ne justifia point. Nous pûmes à plusieurs reprises constater l'efficacité du remède dans les constipations opiniâtres des femmes : 2 centigrammes administrés la veille furent suivis d'une évacuation le lendemain, mais l'effet ne fut ni constant ni permanent. Dans la toux convulsive, la belladone, malgré sa vieille réputation, nous a paru devoir céder le pas à l'aconit et même à la jusquiame. Dans deux cas de contracture musculaire spasmodique (torticolis) très-violente, la belladone intra et extra resta impuissante, tandis que quelques douches froides réussirent presque immédiatement. Par contre, dans deux cas de trismus très-grave, la belladone, donnée jusqu'à commencement d'intoxication, amena en quelques jours le relâchement des muscles maxillaires contractés depuis plusieurs semaines chez deux femmes hystériques. Enfin, chez deux autres femmes, nous vîmes sous son influence cesser ces coliques utérines si douloureuses qui accompagnent le premier jour des règles chez certaines femmes non mariées ou qui n'ont pas eu d'enfants.

Nous n'avons pas employé à l'intérieur l'atropine, mais nous avons, à l'exemple de M. BEHIER, fait quelques injections sous cutanées de cette substance dans les cas de névralgies et sciatiques, mais sur des faits trop peu nombreux pour être concluants. Cependant il y eut de l'amélioration.

D. *Datura Stramonium.*

Pour en finir avec les solanées narcotiques, rendons compte de quelques essais sur la stramoine.

Ici de nouveau se remarque une grande différence pour la répartition du principe actif de la plante, qui paraît résider en bien plus grande quantité dans les semences.

Pour ne pas allonger outre mesure cet article, nous dirons que des essais assez nombreux, auxquels nous nous sommes livré pendant près de trois ans, il résulte une très-grande similitude pharmaco-dynamique et thérapeutique entre cette plante et la belladone dont elle égale au moins l'activité toxique aux mêmes doses.

Si la dilatation pupillaire est moins prompte et moins marquée que par cette dernière, par contre la sécheresse du cou est tout aussi prompte et aussi persévérante, et chose remarquable, les hallucinations et erreurs de sens observées pour la belladone se sont présentées aussi fréquentes et peut-être plus

intenses que pour celle-ci. Un malade qui avait pris 6 centigrammes d'extrait de datura pour une névralgie occipitale
chassait continuellement les mouches qui n'existaient en aucune façon sur son lit; un autre voulut s'en aller pour voir
passer une revue de militaires dans la cour de l'hôpital civil;
il disait en entendre la musique. Ici encore nous observons la
pâleur de la face, la lenteur du pouls et une urine très-abon-
dante et aqueuse.

Comme effet thérapeutique nous notons après tant d'autres
l'efficacité classique du datura en forme de cigares dans l'asthme
nerveux emphysémateux. Plus d'un malade nous dit ne con-
naître de ressource certaine contre ses accès que le bienheu-
reux cigare. Nous ajoutons qu'essayé à l'intérieur dans la
même maladie son efficacité s'est également montrée très-
grande, mais moins prompte.

Dans un cas de névralgie occipitale très-rebelle la stramoine, poussée jusqu'à l'hallucination, a complétement triom-
phé et dans d'autres cas considérablement soulagé. Nous
l'avons donnée avec succès comme moyen préservatif de la mi-
graine; plusieurs fois avec bon résultat contre des accès de
colique hépatique calculeuse. Deux fois, sur la foi de BRANDT,
nous l'avons administrée à des femmes hypochondriques dont
le trouble cérébral allait presque jusqu'à la lypémanie suicide,
et dans ces deux cas le résultat a été très-notablement favo-
rable, au point qu'on put dater de ce moment la marche dé-
croissante de la maladie.

E. *Digitale et digitaline.*

Ainsi qu'il a été dit plus haut, la quantité relative de digitaline obtenue dans les diverses parties de la plante ne représente pas exactement l'activité relative de ces parties, soit
qu'une portion de digitaline se détruise par l'extraction, soit
plutôt qu'elle ne représente pas en réalité les propriétés ac-
tives de la plante.

L'expérimentation clinique que nous avons entreprise avec
les préparations de cette plante a été faite sur une très grande
étendue, trop grande pour que nous en consignions ici tous
les résultats dans un article qui n'est qu'un simple spécimen.
Nous nous bornerons à ceci :

L'herbe de digitale, préparée d'après les indications de

M. Hepp, est très-active, et 1 décigramme en poudre par jour ou une infusion de 50 centigrammes par potion donnent déjà des résultats quasi-toxiques. L'extrait de semences à la dose de 5 centigrammes plusieurs fois par jour trahit également une action très-déterminée.

Quant à ce qu'on appelle improprement la digitaline, l'analyse clinique pas plus que l'analyse chimique ne la reconnaissent comme représentant de la digitale. Administrez 1 ou 2 granules, vous n'observez aucun effet; allez plus loin, à 3 ou 4 granules, vous aurez des vertiges, avec lipothymie, tremblotement du cœur durant généralement peu de temps, mais nullement cette action graduelle de la digitale allant de la nausée au vomissement, puis à la réfrigération avec prostration du pouls et des facultés intellectuelles.

Quant à l'emploi thérapeutique, nous nous bornerons au résumé restreint de deux séries d'expérimentations :

La première porte sur l'emploi de la digitale dans les inflammations pectorales aiguës : pneumonies, phthisies aiguës, bronchites fébriles.

Il n'est pas un moyen, sans excepter le tartre stibié, qui ait pour effet d'abattre aussi vite et aussi complétement l'éréthisme fébrile, la chaleur inflammatoire, l'excitation du pouls, que la digitale donnée en infusion à la dose de 50 à 75 centigrammes pendant un jour, et une circonstance qui établit dans ces cas sa supériorité sur l'émétique, c'est la persévérance de l'effet plusieurs jours après la cessation du remède, sans parler de l'absence de diarrhée. Nous croyons donc que, malgré la publicité qui a été donnée aux faits de ce genre observés dans quelques cliniques allemandes et françaises, ces faits ne sont pas aussi connus qu'ils mériteraient de l'être. Pour nous, nous avons dans mainte occasion donné la préférence à la digitale sur le tartre stibié, et nous n'avons eu qu'à nous en louer. Il resterait ici à spécifier davantage les indications; nous y reviendrons dans un autre travail.

La seconde série de nos observations sur la digitale porte sur son action sur le pouls. Rien de plus banalement populaire que la réputation de cette substance pour ralentir le pouls et le choc du cœur; aussi, toutes les fois que cette indication se présente, la digitale vient figurer sur l'ordonnance. On ordonne 30 ou 40 gouttes dans une potion ou autrement;

d'autres prescrivent quelques centigrammes de poudre. Or, nous ne craignons pas de dire une chose exorbitante en affirmant que jamais ou presque jamais on n'obtient de cette manière l'effet voulu. Le ralentissement du mouvement du cœur n'est que le reflet local de l'action exercée par la digitale sur le centre nerveux et qui a pour signes non-seulement la lenteur du pouls, mais le vertige, la nausée, les réfrigérations, etc. Or, tant que ces symptômes n'ont pas commencé à paraître, tant aussi le pouls n'est pas impressionné.

En d'autres termes, pour que la digitale ralentisse le pouls, il faut la donner à dose au moins nauséeuse et même plus, car il est à remarquer que c'est la circulation qui est une des dernières impressionnée par la digitale.

Dans l'étude dont nous venons d'exposer les résultats notre but n'a pas été de trouver du nouveau, mais de confirmer par le contrôle clinique les observations faites par les praticiens des temps antérieurs. Nous avons voulu montrer que l'inconstance des résultats thérapeutiques peut tenir moins à l'infidélité du médicament qu'à sa mauvaise préparation. Puissions-nous par là avoir raffermi la confiance thérapeutique des praticiens et ramené à la médecine active ceux que le doute pouvait paralyser; car le doute conduit à l'indifférence, et si dans une autre sphère ont peut dire que sans les œuvres il n'y a pas de foi, on peut, dans la nôtre, dire que sans la foi il n'y a pas d'œuvres.

www.ingramcontent.com/pod-product-compliance
Lightning Source LLC
LaVergne TN
LVHW050246060726
842525LV00007B/2878